SUR LE TRAITEMENT

DE LA

SCOLIOSE LATÉRALE

DES ADOLESCENTS

PAR

Le Dr Paul COUDRAY

Communication à la *Société Médicale du IXe Arrondissement*
SÉANCE DU 13 MARS 1902.

CLERMONT (OISE)

IMPRIMERIE DAIX FRERES

3, PLACE SAINT-ANDRÉ, 3

1902

SUR LE TRAITEMENT

DE LA

SCOLIOSE LATÉRALE

DES ADOLESCENTS

PAR

Le Dr Paul COUDRAY

Communication à la *Société Médicale du IXe Arrondissement*
SÉANCE DU 13 MARS 1902.

CLERMONT (OISE)

IMPRIMERIE DAIX FRÉRES

3, PLACE SAINT-ANDRÉ, 3

—

1902

SUR LE TRAITEMENT

DE LA

SCOLIOSE LATÉRALE DES ADOLESCENTS

PAR

Le Dr Paul COUDRAY

Je ne veux parler ici que de la scoliose commune, de celle qui est habituellement caractérisée par une courbure à convexité dorsale droite, et s'accompagnant souvent d'une courbure de compensation lombaire à direction inverse. C'est cette scoliose que nous observons ordinairement chez les jeunes filles de *douze à quinze ans*, à croissance rapide, et qui, de ce fait, présentent une certaine débilité et fréquemment un état de chloro-anémie plus ou moins prononcé.

1. *Traitement général.* — Il est impossible, quand on a examiné pendant un certain nombre d'années des scoliotiques, de ne pas être frappé de ce fait que ces malades ne sont pas seulement des individus déviés, mais que tous présentent un vice de nutrition, un état général défectueux. Il résulte de cette donnée, établie d'ailleurs par tous les bons observateurs, que le traitement général doit jouer un rôle très important dans la cure de la scoliose.

Ce traitement général ne peut pas être, à l'heure actuelle, basé sur des données rigoureusement scientifiques, parce que nous ignorons la pathogénie vraie de la scoliose.

· La théorie *musculaire* (1) avec les diverses interprétations qu'elle comporte, est fausse, à tel point que les représentants les plus autorisés de la gymnastique suédoise eux-mêmes, ne l'invoquent plus guère que pour interpréter les cas les plus *légers de scoliose*. Or, il est vraisemblable de penser que dans ces cas très légers il n'y a aucune lésion osseuse, puisque la déviation disparaît dans le décubitus horizontal. Il s'agit peut-être simplement d'une certaine laxité articulaire de la colonne vertébrale, plus que d'une insuffi-

---

(1) Bouvier — Leçons cliniques sur les maladies chroniques de l'appareil locomoteur. Paris, 1858.

Kirmisson.— *Traité de chirurgie*. Duplay et Reclus, t. III, 1891.

sance musculaire ; mais ce ne sont pas là de vraies scolioses. Avec
un peu de repos, d'excitation musculaire, de douches chaudes, de
massage, on guérit très facilement ces fausses scolioses.

C'est avec plaisir que je cite ici le Pr A. Wide, directeur de l'Ins-
titut orthopédique de l'État, à Stockholm ; il serait à désirer que
nombre de ses compatriotes connussent mieux ses doctrines. Wide
se plaint dans son très intéressant livre (1) de ce que les théories
et la pratique suédoises aient été mal comprises et travesties, surtout par les Allemands ; mais la faute en est évidemment à des élè-
ves ignorants, qui ont répandu des doctrines erronées ou trop vieil-
les. Nous voyons, à chaque instant, dans tous les cas sérieux de scoliose, les résultats pitoyables de la gymnastique suédoise employée
seule, et c'est précisément parce que Wide connait bien ces résultats, qu'il préconise en même temps d'autres moyens, les
moyens mécaniques (suspensions, etc.), et le corset orthopédique.

Ceci dit pour la théorie musculaire et les insuffisances thérapeu-
tiques auxquelles elle a donné lieu, il faut admettre une *lésion du
squelette* comme origine de la scoliose vraie. Mais quelle est la
nature de cette lésion ? Les autopsies n'ont pas permis de fixer l'o-
pinion sur ce point, qui, il faut bien le dire, a été négligé. C'est
plutôt par analogie avec le genu valgum, qui est considéré comme
relevant du rachitisme tardif, qu'en raison de constatations rigou-
reuses, que Lannelongue et Kirmisson ont pensé que la scoliose de l'adolescence pouvait être aussi une manifestation du
rachitisme. Cette manière de voir semble souvent vérifiée par ce
fait qu'on trouve parfois chez les scoliotiques des altérations sur
divers points du squelette, qu'on a l'habitude de rattacher au rachitisme, telles que le gonflement des extrémités articulaires, du
tibia et du fémur par exemple. J'ai maintes fois observé ces coïn-
cidences. Ce qui est certain, c'est que les scoliotiques sont des
sujets déminéralisés. Il y a plusieurs années, j'ai fait pratiquer des
analyses d'urines de jeunes filles scoliotiques. Toutes ont accusé
une diminution notable de la proportion des éléments minéraux :
chlorure de sodium, acide phosphorique, chaux et parfois magné-
sie. Nous avons repris récemment cette question avec M. Villejean, pharmacien en chef de l'Hôtel-Dieu, et j'espère que nous
pourrons bientôt donner une étude sur ce sujet, auquel j'attache
une grande importance. Je prends pour exemple une analyse faite
au laboratoire de M. Villejean et vérifiée par lui ; cette analyse est
relative à une jeune fille de 14 ans, atteinte de scoliose typique, à
convexité dorsale droite, du 3e degré. Nous notons que les éléments
totaux organiques ne sont en diminution que d'un cinquième envi-
ron, tandis que les *éléments minéraux sont en déficit de presque la
moitié* pour la chaux et le chlorure de sodium ; l'acide phosphorique

(1) A. WIDE. — *Traité de gymnastique médicale suédoise*, traduit par
Bourcart, 1898.

est aussi en proportion notablement trop faible (1). L'urée est en quantité presque normale, l'acide urique en léger excès. Cette déminéralisation pourrait à la rigueur fournir un appoint, soit à la théorie rachitique, soit à l'opinion de Lagrange, d'après laquelle la scoliose est due à un trouble de l'ossification complémentaire, qui se fait de 12 à 14 ou 15 ans, dans la colonne vertébrale. Pour le moment, je dis simplement — car en somme le caractère de ces déminéralisations ne sont pas encore fixés — qu'elles traduisent un vice sérieux de la nutrition.

C'est en partie parce que cette dénutrition est ignorée, et par suite non combattue, que les scolioses s'aggravent, surtout quand les jeunes filles ne gardent pas un certain repos pendant la journée et marchent sans l'appui d'un corset. Voici le traitement que nous avons prescrit à la jeune fille dont il a été parlé. L'insuffisance d'acide phosphorique a été combattue par l'alimentation : jaunes d'œufs sous forme de *deux œufs à la coque* par jour. Le *beurre salé* est un moyen très simple de faire absorber le chlorure de sodium ; la chaux a été administrée sous forme de chlorure de calcium à la dose de 1 gramme par jour en solution au 1/10. La proportion à peu près normale d'urée nous a permis de ne pas insister d'une façon spéciale sur l'alimentation carnée, qui se fait dans des conditions suffisantes.

A côté du traitement général, il faudrait aussi parler du traitement prophylactique ; je n'indiquerai que deux moyens vraiment utiles : la gymnastique et l'attitude pendant les heures de travail. La gymnastique, quelle que soit sa nationalité est bonne, comme moyen préventif de la scoliose ; elle développe les muscles du thorax et de la colonne vertébrale, et parmi les exercices à recommander, je suis tout à fait de l'avis de notre collègue Laburthe —. dans la très bonne étude qu'il a présentée ici — à savoir que les exercices de suspension au trapèze, à la barre fixe. aux anneaux, à l'échelle horizontale sont les meilleurs ; c'est la gymnastique, que nous faisions dans notre enfance. On a répété que cette gymnastique française était athlétique. C'est une erreur, car les exercices dont je viens de parler demandent plus de souplesse que de force.

Un autre point très important au sujet de la prophylaxie de la scoliose est celui de *l'attitude des enfants pendant les heures de classe et de travail*. On a fait jouer un très grand rôle à ces attitudes vicieuses que prennent les écoliers quand ils écrivent ou qu'ils lisent, assis de travers, la tête penchée d'un côté ou de l'autre, le tronc incliné en scoliose passagère. On comprend bien que ces mauvaises attitudes réitérées puissent, chez les sujets prédisposés, jouer un rôle important. Aussi dans certains pays

(1) Les éléments de comparaison pour l'âge de 15 ans ont été pris dans le très intéressant travail de MM. Carron de la Carrière et Monfet sur les urines des enfants. (*Académie de Médecine*, 20 juillet 1897).

a-t-on adopté un mobilier scolaire en rapport avec la taille des enfants, et je crois que la ville de Paris n'est pas en retard sur ce point, car visitant récemment une grande école parisienne de filles, j'ai vu de très bons petits bans à deux sièges isolés, à appui dorsal, sièges très rapprochés du pupitre, d'inclinaison modérée, de telle sorte que le tronc est presque obligatoirement droit. Il est à désirer que les maisons d'éducation particulières adoptent ces mobiliers spéciaux.

II. J'ARRIVE AU TRAITEMENT LOCAL.

1° *Repos horizontal.* C'est à dessein que je place en première ligne le repos horizontal, car les meilleurs observateurs l'ont conseillé comme un élément indispensable du traitement de la scoliose. En dehors des heures d'exercice, ce repos horizontal prévient le surmenage musculaire et empêche les déviations de s'aggraver. J'ai vu autrefois, dans la pratique de mon maître le professeur Lannelongue, un nombre considérable de scolioses, peu intenses, guéries par ce moyen auquel on joignait de petits exercices de suspension et de bons corsets pendant les rares heures où la marche était permise. Ce repos horizontal est réalisé très simplement en recommandant de coucher les sujets de bonne heure et de les lever tard, de les étendre plusieurs heures pendant la journée. Il faut donc considérer ce repos horizontal prolongé comme une absolue nécessité du traitement, c'est peut-être le moyen sur lequel il faut le plus insister. Les vieux auteurs avaient déjà indiqué que les scoliotiques doivent être couchés sur des lits résistants.

2° *Gymnastique spéciale.* Les exercices de suspension dont nous avons parlé au point de vue prophylactique, sont utiles aussi dans la scoliose développée, en tant que moyens destinés à augmenter la nutrition, mais comme il ne faut pas tomber dans l'exagération en surmenant les sujets sous prétexte de fortifier leurs muscles, on est obligé dans la pratique orthopédique de choisir, parmi les exercices, ceux qui sont les plus aptes en même temps à stimuler l'énergie des muscles rachidiens et à mobiliser la colonne vertébrale. Cette mobilisation de la colonne vertébrale est la préoccupation des orthopédistes actuels, et pour ma part je suis convaincu qu'elle doit constituer un principe formel, un véritable dogme, car l'observation journalière montre que nous n'obtenons des résultats réellement satisfaisants dans les cas graves, que lorsque la colonne vertébrale s'assouplit, lorsque la rigidité diminue.

a) *Exercice de la table* (1). Le plus simple et peut-être le meilleur moyen d'assouplissement de la colonne vertébrale est l'exercice

(1) Kirmisson (loc. cit.) a eu le mérite d'attirer l'attention sur l'utilité des exercices dans le traitement de la scoliose, exercices suédois et autres.

de la *table*, qui comporte deux modes. Dans le premier, les sujets sont couchés à plat ventre sur une table ordinaire, matelassée avec une couverture, par exemple ; ils placent les mains sur les hanches, le pouce en arrière, les quatre doigts en avant, puis, au commandement, redressent le tronc, les épaules portées en arrière. Au début des exercices, on aide les malades en portant les mains à la partie antéro-postérieure du thorax, et d'autre part, on exagère ce mouvement de renversement du tronc en arrière par la même manœuvre. Il est visible que le mouvement se passe surtout dans la région dorso-lombaire, mais l'exagération de ce mouvement semble donner aussi à la région dorsale elle-même une certaine mobilité ; au commandement, le tronc s'abaisse et reprend la position horizontale. Le *second mode* de l'exercice de la table consiste, les mains encore fixées sur les hanches, à faire fléchir le tronc *complètement en dehors de la table*, dans le vide, le bassin affleurant le bout de la table, les jambes fixées par une courroie ou par un aide, puis à redresser le tronc au commandement. Comme précédemment, il faut un peu aider les sujets par la main placée sur la partie antéro-supérieure du thorax. Dans la gymnastique suédoise, ce dernier exercice est fait d'une manière un peu différente de la précédente. Le malade, dont les jambes sont fixées par un aide assis à califourchon sur lui, a le tronc en dehors de la table, renversé en arrière, les bras étendus en haut et les mains appuyées sur les épaules du gymnaste, tandis que celui-ci, appliquant les mains sur l'occiput du malade, résiste au relèvement de la tête (1). Cette opposition, qui constitue un des éléments de la gymnastique suédoise, peut avoir dans certains cas de l'importance, mais je trouve que dans la scoliose ce système est complètement inutile. La pratique montre que l'exercice de la table, tel que je l'ai indiqué est un moyen très puissant comme stimulant de l'activité musculaire, et qu'au bout d'un temps relativement court, un mois et demi à deux mois, les malades qui pratiquent cet exercice et d'autres que j'indiquerai ont des muscles vertébraux parfaitement développés. J'ai fait pratiquer aussi les *exercices d'auto-redressement du tronc*, les sujets debout, exercices auxquels Hoffa, dans une étude récente (2), attache une grande importance. J'estime que l'exercice de la table est beaucoup plus utile aux malades, tant au point de vue de l'activité musculaire que de la mobilisation vertébrale ; on peut d'ailleurs recommander les deux genres d'exercices.

b) Les *exercices de suspension*. — Ils constituent tous de bons moyens de mobilisation et d'extension de la colonne vertébrale ; il y a d'abord l'exercice du *poteau ou de la porte*, qui est à la fois un exercice d'extension de la colonne vertébrale et un peu de suspension — la *suspension par les bras* au trapèze ou à la barre fixe. Tout cela

(1) A Wide, p. 92, fig. 49.
(2) *Zeit. f. Ortho. chir.* Stutgard, 1900.

est utile. Pour mon compte, j'ai adopté il y a longtemps déjà l'auto-suspension avec l'appareil de Schmidt, modification du Glisson-Sayre, et avec ce simple petit appareil — commode par ses deux poignées que les mains saisissent bien — je fais exécuter divers mouvements : 1° l'auto-suspension, comme on la réalise avec l'appareil de Sayre ; 2° la mise à genoux du *malade*, bras en haut, en auto-suspension par la tête. Dans ce mouvement de suspension passive, la colonne vertébrale est étendue au maximum ; 3° le relèvement du malade par activité musculaire des bras. Cet exercice excellent est très bien exécuté par les malades et sans fatigue.

La suspension *verticale avec pressions* sur les gibbosités à l'aide de plaques est un puissant moyen d'action, mais elle soulève immédiatement une question très importante. Quelle est la direction à donner à la pression ? Il y a longtemps déjà que divers auteurs ont condamné les pressions latérales directes. Judson, en particulier, s'est élevé contre elles. De fait, lorsqu'on examine une gibbosité scoliotique un peu prononcée, on constate immédiatement que cette gibbosité est beaucoup plus postérieure que latérale. L'idée de pressions postéro-latérales était donc logique, et cette idée s'est traduite par des appareils extrêmement nombreux, parfois beaucoup trop compliqués, réalisant ces pressions postéro-latérales. Théoriquement, d'ailleurs, si l'on réfléchit à la déformation fondamentale de la scoliose grave, à savoir la rotation de la vertèbre avec refoulement en arrière de l'apophyse transverse, on conçoit que la pression doit chercher à agir sur cette apophyse transverse elle-même pour la refouler en avant, ainsi que toute l'extrémité postérieure des côtes. Donc cette pression doit être très postérieure. C'est l'opinion que Judson soutient, bien que sous une forme un peu dubitative (1) ; je crois que cette opinion est exacte. Pour ces pressions postéro-latérales, je me sers du grand appareil à suspension verticale de Kirmisson, auquel j'ai fait ajouter un demi-cercle métallique postérieur, mobile dans le sens vertical et sur lequel se fixent des tiges métalliques qui supportent les plaques. C'est une disposition analogue qu'on remarque dans une foule d'appareils étrangers. Je m'abstiendrai de parler de tous ces appareils auxquels on peut reprocher leur complexité pour la plupart, qu'il s'agisse des appareils à suspension verticale, soit des appareils à tractions horizontales et à pression, et dont le modèle simple et pratique, pas trop coûteux, est encore à trouver.

La *suspension latérale*, préconisée par Lorenz, est entrée aussi dans la pratique de tous les orthopédistes. Beaucoup d'entre eux ont pour cela leur petit appareil, qui consiste surtout en un rouleau sur lequel les sujets courbent leur tronc latéralement. L'appareil de Kirmisson est très bon pour cet exercice. Comme c'est un exercice un peu forcé, pénible même, il est bon de commencer par faire incliner seulement les malades en conservant l'appui des pieds

(1) American Orthopædic association. New-York, juin 1901.

sur le col. Dans la suite, les sujets s'habituent très bien à la sus-' pension complète, 'e tronc pendant d'un côté, les membres infé-rieurs de l'autre. On maintient le sujet par le tronc, tandis qu'un aide soutient très légèrement les jambes pour empêcher le sujet de tourner.— Je le répète, c'est un exercice un peu pénible au dé-but, mais qui paraît très efficace.

A côté de la *suspension* il convient de placer l'*extension* sur le plan *incliné*, à l'aide de poids ; je me sers journellement de ce moyen, très bien supporté par les malades, et qui constitue pour ainsi dire un exercice de repos ; la traction est faite avec des poids de 7 à 8 kilog. chez des sujets de 12 à 15 ans.

c) *Massage forcé.* — A côté des pressions jointes à la suspension verticale, ou aux tractions horizontales, il faut placer le massage forcé, qui a l'avantage de se faire sans appareils. On peut le réali-ser de la façon très simple qui suit. Le patient est couché à plat ventre ; la gibbosité étant à droite, on établit une résistance ou une contre-pression à la partie antérieure gauche du thorax avec trois ou quatre serviettes pliées. Un aide pressant dans la région lombaire gauche, on exerce avec les poings fermés surtout, et avec la paume des mains, des pressions énergiques de haut en bas, c'est-à-dire des pressions *postérieures*, très près des apophyses épineuses et aussi au niveau de l'angle ou partie saillante de la gibbosité. Je crois ne pas me faire illusion en disant que ces exer-cices doivent être considérés comme très précieux pour améliorer les gibbosités et diminuer les courbures. Je ne les vois guère si-gnalées par les orthopédistes ; elles sont sans doute en honneur chez les massothérapeutes ; en tout cas, pour mon compte, je leur accorde une très grande valeur.

Le massage forcé m'amène à dire un mot *du massage ordinaire* comme moyen d'activer l'énergie de la fibre musculaire. C'est un adjuvant fort utile dans tous les cas de scoliose. C'est une res-source particulièrement précieuse chez les fillettes très débiles, qui ne peuvent faire les mouvements actifs d'auto-redressement qu'avec fatigue, et chez lesquelles, pour une raison quelconque, on conseille un repos horizontal presque permanent. Ces cas sont très rares. De même que le massage, *l'électricité* peut aussi trouver son utilité soit comme moyen de nutrition générale, soit comme agent d'excitation musculaire. Il en est de même de l'hydrothérapie.

d) Je ne dirai qu'un mot sur le *redressement forcé* suivi de l'applica-tion d'appareils plâtrés *inamovibles*. Je n'ai pas la moindre velléité d'avoir recours à cette méthode, qui me semble *illogique*. Les appa-reils inamovibles sont faciles à comprendre dans le traitement du mal de Pott ; ils sont peu explicables dans les scolioses où nous cherchons à obtenir le maximum de mobilité de la colonne verté-brale et une grande activité musculaire. Comme la pose de ces appareils exige un long traitement préparatoire, et qu'à leur suite un nouveau traitement orthopédique est encore nécessaire,

je ne serais disposé à admettre l'utilité réelle de ce moyen pénible que si les résultats fournis par lui présentaient quelque chose
de beaucoup mieux que ce qu'on voit avec les autres. Or, comme
il n'en est rien, je persiste jusqu'à nouvel ordre à ne pas y avoir
recours.

e) J'arrive à la question des *corsets orthopédiques*. Faut-il faire porter aux scoliotiques des corsets de soutien pendant la marche, ou
faut-il proscrire leur emploi ? Dans un rapport présenté au dernier congrès de Nantes, et dans lequel il a présenté la gymnastique suédoise comme le premier et le dernier cri du traitement
de la scoliose, M. Saquet s'est laissé influencer, en ce qui concerne
le corset, par la bien vieille opinion de Malgaigne. Sans doute, les
corsets n'ont jamais guéri une scoliose, mais la très grande majo-

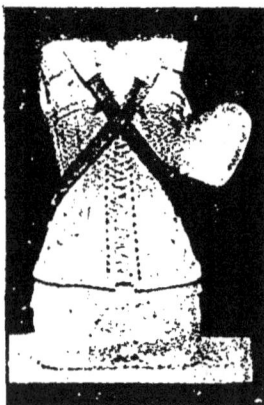

Fig. I.
Plaque de renforcement
articulée sur le tuteur de droite.

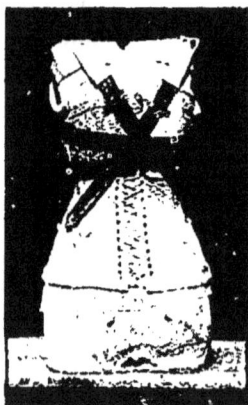

Fig. II.
Corset en place. Plaque fixée
par une large courroie.

rité des orthopédistes en a reconnu l'utilité, comme un adjuvant
du traitement. Les Suédois instruits et expérimentés en orthopé-
die, comme le professeur A. Wide, les recommandent dans une
très raisonnable mesure, et Lagrange, qui a largement contribué
à répandre en France la pratique suédoise, définit bien le rôle
des corsets en disant que ce sont des agents de repos pour les
muscles. A mon sens, l'utilité du corset ne se discute pas ; il s'a-
git, bien entendu, du corset porté seulement pendant la journée
et en particulier pendant la marche.

J'ai toujours employé, depuis bientôt vingt ans, le genre de corsets que j'ai vu recommander par mon maître le professeur Lannelongue, et qui sont d'un usage très répandu. Ce sont des corsets en coutil résistant, à tuteurs latéraux métalliques solides,
prenant point d'appui en bas sur les hanches par une large four-

che, en haut se terminant par des béquillons. Ce corset se lace en arrière, comme les corsets ordinaires. Dans les cas de gibbosités très prononcées, on a volontiers recours aux corsets en cuir moulé ; j'ai cru longtemps que c'était une chose indispensable. Je pense, au contraire, aujourd'hui qu'il vaut mieux d'une manière générale fortifier le corset en coutil à l'aide d'une bonne plaque métallique placée au niveau de la gibbosité.

Dans divers modèles de corsets, celui de Hoffa en particulier, qui est figuré dans le travail que j'ai indiqué plus haut, cette plaque de renforcement est supportée par une tige, qui en bas est postérieure et médiane, et s'articule sur une armature métallique; il en résulte un certain poids, et une vraie complication de l'appareil. Après quelques tâtonnements avec M. Mathieu, nous avons pensé qu'il était plus pratique d'articuler tout simplement la plaque par une charnière au tuteur de droite (côté de la gibbosité en général) ; la plaque elle-même est fortement fixée par des courroies, comme l'indique la figure ci-jointe. Je suis extrêmement satisfait de cette modification du corset qui est utile dans tous les cas où la gibbosité est assez marquée. D'abord la concavité de la plaque peut être diminuée à mesure que la gibbosité devient moins saillante ; on peut facilement changer le niveau de la plaque, la remplacer au besoin ; cette plaque ne produit aucune déformation extérieure : enfin, et c'est là le point capital, elle maintient réellement la gibbosité.

Je résumerai en quelques propositions ce traitement de la scoliose.

1º Le *traitement général* est indispensable dans tous *les cas de scoliose.* Le chlorure de sodium, la chaux sous forme de chlorure de calcium, formeront la base du traitement médicamenteux, qui sera complété par l'alimentation phosphorée : jaunes d'œufs, cervelle, lait phosphaté — mais ce traitement ne sera scientifiquement déterminé que par l'analyse des urines.

2º Le *traitement local* comporte dans les scolioses à tous les degrés le repos horizontal prolongé. *a)* pour les cas du *premier* degré où la déviation disparaît à peu près complètement dans le décubitus horizontal: repos, corset sans plaque pendant la marche qui toujours sera restreinte — *exercice de la table* et du *poteau,* autosuspension avec le petit appareil de Schmidt. Massage musculaire — une heure d'exercices par jour, en deux séances, *suffit* en général.

b) Dans les scolioses du deuxième et du troisième degré surtout le traitement devient beaucoup plus sévère. Aux moyens précédents et plus prolongés, il faut ajouter les suspensions avec pressions, la suspension latérale, le massage forcé, le corset ordinaire avec plaques métalliques.

Quant au jugement à porter sur les résultats généraux qu'on obtient avec ces modes de traitement, qui doivent être continués pendant plusieurs mois en tant qu'exercices — et les précautions de repos, de corset, etc., beaucoup plus longtemps — on peut dire que les scolioses du premier degré guérissent intégralement ; que celles du second ne laissent qu'une très minime déformation, qui n'est pas apparente extérieurement, que celles du troisième degré, avec gibbosités très prononcées, mais pas trop anciennes, peuvent être améliorées dans des proportions tout à fait encourageantes et utiles pour les malades. Mais il faut, pour obtenir ce résultat, que les malades se soumettent à des exercices réguliers, rigoureux, au moins trois fois par semaine, fassent à la maison des exercices très sérieux et se soumettent d'autre part à la loi du repos horizontal prolongé.

Clermont (Oise). — Imprimerie Daix frères.

www.ingramcontent.com/pod-product-compliance
Lightning Source LLC
Chambersburg PA
CBHW032300210326
41520CB00048B/5762